IUI
Intrauterino
Inseminazione

Tutto quello che devi sapere

La dottoressa Sheila Harrison

Disclaimer

Questo contenuto non sostituisce la consultazione di un medico professionista, ma fornisce una corretta conoscenza della malattia e fornisce gli strumenti per cercare assistenza medica il prima possibile, se necessario, per evitare complicazioni. Va inoltre notato che l'area della scienza medica è un campo in costante cambiamento e, a causa della natura in continuo sviluppo e cambiamento della conoscenza medica, ti suggeriamo di chiedere il parere di un esperto se noti discrepanze o decidi di agire in reazione alle informazioni. in questo contenuto. Non rifiutare mai il consiglio medico di professionisti né rimandare il trattamento a causa di qualcosa letto online, acquisito tramite questo materiale o qualsiasi altra risorsa online. E ricorda che Internet non ti guarirà, ma Dio attraverso i medici lo farà.

Tabella dei contenuti

Introduzione

La IUI (inseminazione intrauterina) è una procedura di fertilitàtrattamento che offre speranza alle coppie che lottano per concepire. Implica il posizionamento diretto di sperma preparato nell'utero di una donna durante il suo periodo fertile. Ciò aumenta la probabilità di una fecondazione di successo egravidanza. Questo articolo fornisce uno sguardo approfondito all'inseminazione intrauterina (IUI), esplorandola in dettaglio.

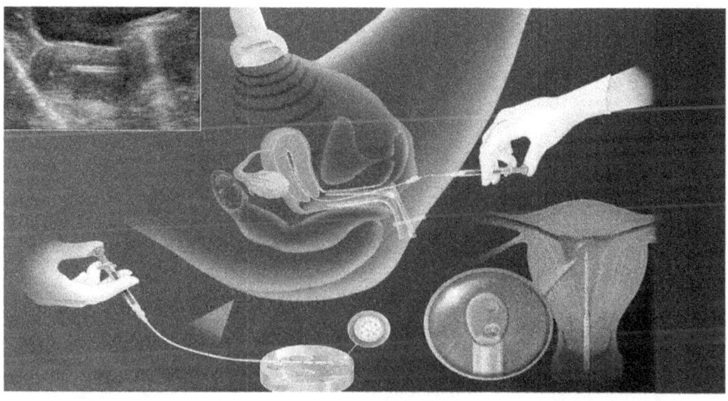

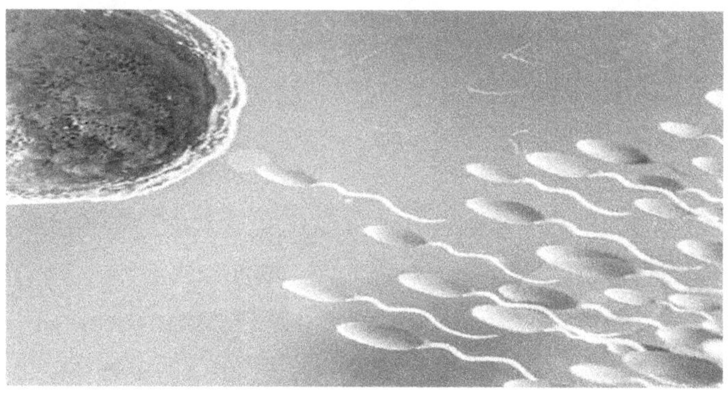

Sezione 1
Cos'è l'IUI?

Inseminazione intrauterina (IUI), un tipo di inseminazione artificiale per un trattamento di fertilità in cui lo sperma viene inserito direttamente nell'utero di una persona.In questa procedura, i medici introducono sperma concentrato e mobile nell'utero della donna per facilitare la fecondazione. L'obiettivo dell'inseminazione intrauterina (IUI) è aumentare il numero di spermatozoi che raggiungono le tube di Falloppio, aumentando la probabilità che lo sperma incontri l'ovulo e ottenga una gravidanza.

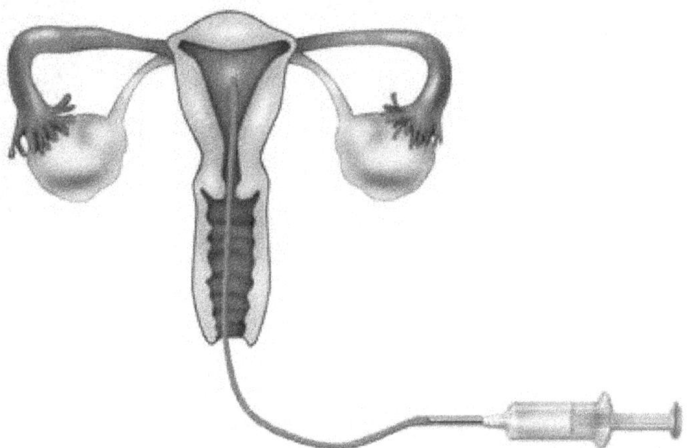

Durante unconcepimento naturale, lo sperma deve viaggiare dalla vagina attraverso la cervice, nell'utero e nelle tube di Falloppio. Solo il 5% degli spermatozoi è in grado di viaggiare dalla vagina all'utero. Una volta che l'ovaia rilascia un uovo, questo viaggia verso le tube di Falloppio. È qui che lo sperma e l'ovulo si incontrano e avviene la fecondazione. Con la IUI, lo sperma viene raccolto, lavato e concentrato in modo che rimanga solo sperma di alta qualità. Questo sperma viene inserito direttamente nel tuo utero con un catetere (tubo sottile), avvicinandolo alle tube di Falloppio. L'IUI rende più facile per lo sperma raggiungere un ovulo perché riduce il tempo e la distanza che deve percorrere. Ciò aumenta la possibilità di rimanere incinta.

Gli operatori sanitari spesso provano la IUI prima di altri trattamenti di fertilità più invasivi e costosi. La IUI può essere eseguita con lo sperma del tuo partner o con lo sperma di un donatore. Una persona può assumere farmaci per la fertilità per garantire che gli ovuli vengano rilasciati durante l'ovulazione.

Come e perché l'IUI è diventata un'opzione di trattamento della fertilità?

Il concetto di inseminazione artificiale risale a tempi antichi. Tuttavia,sono stati compiuti progressi significativi all'inizio del XX secolo, sviluppando l'IUI come opzione di trattamento della fertilità. Negli anni '40, pionieri come il dottor Gregory Pincus e il dottor John Rock condussero ricerche rivoluzionarie sulla biologia riproduttiva e sui trattamenti ormonali, aprendo la strada alle moderne tecnologietrattamenti per la fertilità come l'IUI.

Le persone scelgono l'IUI per molte ragioni, ad esempioinfertilità problemi, o come opzione riproduttiva per coppie di donne dello stesso sesso o per donne che desiderano avere un bambino senza un partner, utilizzando un donatore di sperma.

L'inseminazione intrauterina (IUI) può essere utilizzata quando sono presenti queste condizioni:

- **Muco cervicale problemi o altri problemi con la cervice:** La cervice separa la vagina e l'utero l'uno dall'altro. Il muco prodotto dalla cervice aiuta lo sperma a viaggiare dalla vagina, attraverso l'utero e alle tube di Falloppio. Il muco denso può rendere difficile la nuotata degli spermatozoi. Con la IUI, lo sperma bypassa la cervice e va direttamente nell'utero.

- **Basso numero di spermatozoi o altri disturbi dello sperma:** Analisi dello sperma fa parte del trattamento dell'infertilità. Potrebbe mostrare che lo sperma del tuo partner è piccolo, debole, lento o di forma strana, o che il tuo partner non ha molto sperma. La IUI può aiutare a risolvere questi problemi perché nel trattamento viene selezionato e utilizzato solo sperma di alta qualità.

- **Stai utilizzando lo sperma di un donatore:** L'IUI viene utilizzata quando le persone utilizzano lo sperma di una persona che non è il partner del genitore naturale. Questa si chiama inseminazione da donatore (DI). Il DI viene eseguito quando un partner non ha sperma o quando la qualità dello sperma è così bassa che lo sperma non può essere utilizzato. Anche le donne single o le coppie dello stesso sesso che desiderano concepire possono utilizzare lo sperma di un donatore.

- **Eiaculazione o disfunzione erettile:** L'IUI può essere utilizzata quando uno dei partner non riesce a ottenere o sostenere un'erezione o non è in grado di farlo eiaculare.

- **Allergia allo sperma:** In rari casi, le persone hanno un'allergia allo sperma del proprio partner. Può causare bruciore, gonfiore e arrossamento nella vagina. La IUI può essere efficace perché le proteine che causano l'allergia vengono rimosse durante il lavaggio dello sperma.

- **Infertilità inspiegabile:** Questo è quando gli operatori sanitari non riescono a trovare la causa dell'infertilità.

Candidati ideali per la IUI

La IUI è un trattamento di fertilità adatto a vari gruppi di individui e coppie che affrontano sfide specifiche nel concepire in modo naturale. I candidati ideali per la procedura includono:

- Coppie con infertilità inspiegabile: quando tutte le valutazioni standard di fertilità non rivelano alcuna causa apparente di infertilità, la IUI può essere un'opzione praticabile.

- Infertilità maschile lieve: le coppie che soffrono di infertilità maschile a causa di un basso numero di spermatozoi, di una ridotta motilità o di una forma anomala degli spermatozoi possono trarre beneficio dalla IUI.

- Infertilità da fattore cervicale: le donne con problemi cervicali che ostacolano il passaggio dello sperma attraverso la cervice possono trovare successo con la IUI.

- Disturbi dell'ovulazione: le donne che presentano un ovulazione irregolare o assente possono trarre beneficio dalla IUI se combinata con farmaci stimolanti l'ovulazione.

- Endometriosi lieve: la IUI può essere un trattamento iniziale appropriato per le donne con endometriosi lieve.

Il processo IUI dall'inizio alla fine

La tempistica per la procedura IUI è di circa quattro settimane (circa 28 giorni) dall'inizio alla fine. Ha più o meno la stessa lunghezza di un normale ciclo mestruale.

- Prima di iniziare il processo IUI, tu (e il tuo partner) farete un esame approfondito che potrebbe includere analisi del sangue, analisi dello sperma, ecografia e altri strumenti diagnostici.

- Ad alcune persone vengono somministrati medicinali per la fertilità orale per cinque giorni o farmaci iniettabili per un massimo di due settimane. Ciò aumenta le possibilità di ovulazione e di rilascio di più ovociti. Non tutte le persone necessitano di questi farmaci.

- L'inseminazione è un processo rapido. Ci vogliono alcuni minuti per inserire lo sperma. Il tuo medico potrebbe chiederti di sdraiarti per circa 15 minuti dopo.

- Puoi fare un test di gravidanza due settimane dopo l'inseminazione.

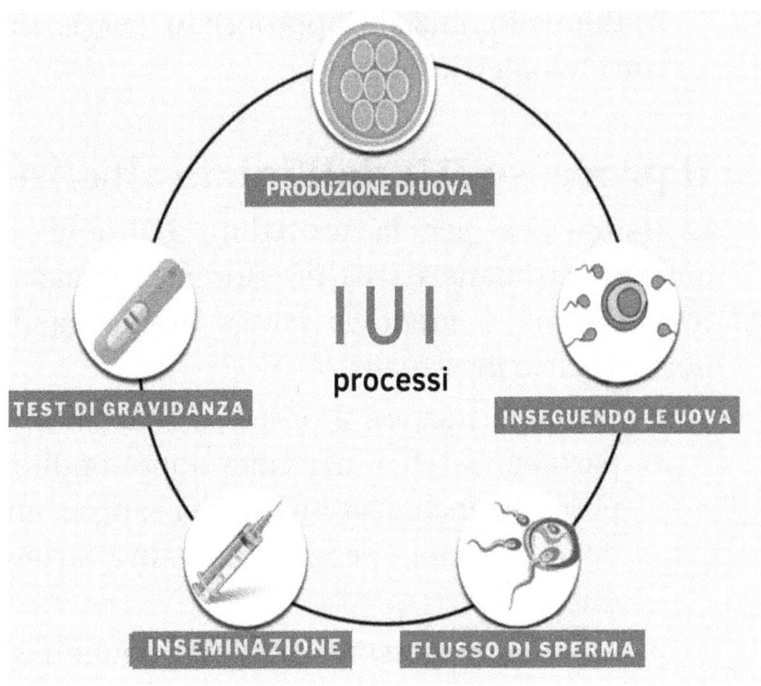

Sezione 2

Il processo di preparazione prima del trattamento IUI

Prima di iniziare un ciclo IUI, alcuni passaggi preparatori sono fondamentali per ottimizzare le possibilità di successo. Questi preparati includono:

- **Valutazione della fertilità:** Entrambi i partner dovrebbero sottoporsi a una valutazione approfondita della fertilità per identificare eventuali problemi di fondo che potrebbero influenzare l'esito della IUI. Questa valutazione prevede la valutazione della riserva ovarica della donna, la pervietà delle tube di Falloppio e la salute dell'utero e l'esecuzione di un'analisi dello sperma per il partner maschile.

- **Previsione dell'ovulazione:** Una previsione accurata dell'ovulazione è vitale per il successo della IUI. Ciò può comportare il monitoraggio del ciclo mestruale della donna utilizzando diversi metodi. Questi includono grafici della temperatura corporea basale, kit di previsione dell'ovulazione o monitoraggio dei cambiamenti ormonali.

- **Astinenza sessuale:** È essenziale che il partner maschile si astenga dall'eiaculare per 2 o 3 giorni prima della procedura IUI per garantire la massima concentrazione di sperma nel campione di sperma.

Cambiamenti nello stile di vita che possono migliorare il successo della IUI

I fattori legati allo stile di vita svolgono un ruolo significativo nella fertilità e apportare alcune modifiche può avere un impatto positivo sul successo della IUI. Considera i seguenti cambiamenti nello stile di vita:

- **Mantenere una dieta sana:** Una dieta ben bilanciata, ricca di frutta, verdura, cereali integrali e proteine magre, favorisce la salute generale e la fertilità. Anche gli alimenti ricchi di antiossidanti, come bacche e noci, possono migliorare la salute riproduttiva.

- **Allenarsi regolarmente:** Un'attività fisica moderata e regolare può migliorare la fertilità e ridurre lo stress. Tuttavia, evita un esercizio fisico eccessivo, poiché potrebbe influire negativamente sul processo IUI.

- **Gestire lo stress:** Lo stato di ansia influisce sul successo dell'inseminazione intrauterina. Impegnarsi in tecniche di rilassamento come yoga, meditazione o consulenza può aiutare a gestire lo stress.

- **Limitare l'assunzione di alcol e caffeina:** Gli studi suggeriscono un legame tra ridotta fertilità e consumo eccessivo di alcol e caffeina. Limitare queste sostanze può portare benefici alla salute riproduttiva generale.

- **Smettere di fumare:** Il fumo ha effetti dannosi sulla fertilità. Smettere di fumare può aumentare le possibilità di successo della IUI.

- **Mantenere un peso sano:** Sia l'obesità che il sottopeso possono avere un impatto sulla fertilità. Raggiungere e mantenere un peso sano può ottimizzare le possibilità di concepimento.

Esame clinico/test prima del trattamento IUI

Prima di iniziare il trattamento IUI, avrai bisogno di un esame medico approfondito e di test di fertilità. Anche il tuo partner verrà esaminato e testato. Ciò potrebbe includere:

- Un esame uterino.
- Ecografie del tuo utero.

- Un'analisi dello sperma.
- Screening per le infezioni sessualmente trasmissibili (IST) e altre malattie infettive.
- Analisi del sangue.

Il tuo medico potrebbe consigliarti di assumere acido folico (incluso nella maggior parte delle vitamine prenatali) almeno tre mesi prima del concepimento (o del trattamento IUI).

Cosa aspettarsi dopo il trattamento IUI

Ci sono alcuni sintomi lievi che puoi riscontrare dopo la IUI:

- Lievi crampi.
- Avvistamento per uno o due giorni.

La maggior parte delle persone tornerà immediatamente alle normali attività. Dovresti evitare tutto ciò che ti fa sentire a disagio dopo la IUI, ma di solito non ci sono restrizioni. Un test di gravidanza può essere effettuato circa due settimane dopo la IUI.

A proposito di dolore

Anestesia non è richiesto per la IUI e la procedura non dovrebbe essere dolorosa. Tuttavia, potresti avvertire lievi crampi e disagio durante e subito dopo l'inseminazione.

Costo della IUI

Il costo della IUI varia a seconda della clinica per la fertilità a cui ti rivolgi, della tua storia sanitaria, dell'uso di farmaci e dei test diagnostici. È meno costoso di altri trattamenti per l'infertilità come la fecondazione in vitro. Puoi aspettarti di pagare tra $ 300 e $ 4.000 per ciclo senza assicurazione. Alcuni stati hanno leggi che richiedono alle compagnie di assicurazione di coprire parte dei costi del trattamento dell'infertilità.

Sezione 3
Farmaci utilizzati nella IUI

La IUI è spesso combinata con farmaci per la fertilità che stimolano le ovaie a produrre e rilasciare il maggior numero possibile di ovociti. Tuttavia, non è sempre necessario.

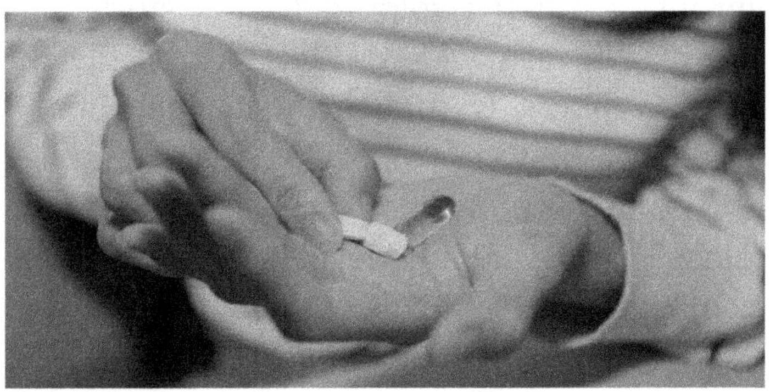

Tipi di farmaci

I medici possono prescrivere diversi tipi di farmaci per indurre l'ovulazione e preparare la donna alla IUI.

Alcuni farmaci comuni sono:

- **Clomifene citrato (Clomid® o Serophene®):** Questo farmaco orale stimola il rilascio degli ormoni necessari per lo sviluppo del follicolo e l'ovulazione.
- Letrozolo (Femara®).

- **Gonadotropine:** Gli ormoni iniettabili, come l'ormone follicolo-stimolante (FSH) e l'ormone luteinizzante (LH), possono essere utilizzati per stimolare la crescita di più follicoli.

- **Gonadotropina corionica umana (hCG):** Un'iniezione di hCG viene spesso somministrata quando i follicoli sono maturi, innescando l'ovulazione e preparandosi alla procedura.

- Vitamine prenatali (raccomandate per tutte le gravidanze).

Il tuo medico determinerà se i farmaci per la fertilità verranno utilizzati come parte del trattamento IUI.

Amministrazione

Il citrato di clomifene viene generalmente assunto per via orale per un numero specifico di giorni nel ciclo mestruale (5-9 nella maggior parte dei casi), mentre le gonadotropine vengono somministrate tramite iniezioni sottocutanee.

Potenziali effetti collaterali

- Il citrato di clomifene può causare vampate di calore, sintomi gastrointestinali, fastidio al seno, sanguinamento vaginale anomalo e mal di testa.

- Le gonadotropine possono portare a effetti collaterali come reazione locale nel sito di iniezione, sintomi gastrointestinali, come nausea, dolore addominale, gonfiore, ecc. e crampi addominali e in rari casi possono anche causare OHSS.

Sezione 4
Dettagli della procedura

La procedura IUI prevede diversi passaggi chiave. In primo luogo, i medici monitorano attentamente il ciclo mestruale della donna per determinare il momento ottimale per l'inseminazione. Se necessario,possono prescrivere farmaci per la fertilità per stimolare le ovaie a produrre più ovociti, aumentando le possibilità di successo del concepimento. Di seguito sono riportati i passaggi dettagliati.

Le fasi dettagliate del trattamento IUI

Ogni piano di trattamento e operatore sanitario può avere un processo leggermente diverso. Il trattamento IUI include in genere quanto segue:

Passo 1:Ovulazione

- Il tuo medico dovrà sapere esattamente quando stai ovulando. Il momento dell'ovulazione è fondamentale per garantire che lo sperma venga iniettato al momento giusto.

- È possibile determinare il momento dell'ovulazione utilizzando un kit di previsione dell'ovulazione a domicilio che rileva l'ormone luteinizzante (LH). Il tuo medico può anche rilevare l'LH negli esami del sangue. Possono anche utilizzare l'ecografia transvaginale per cercare segni di maturità uova. A volte ti viene fatta un'iniezione di gonadotropina corionica umana (hCG) o altri farmaci per la fertilità per farti ovulare uno o più ovociti. L'ovulazione avviene in genere circa 10-16 giorni dopo il primo giorno del ciclo.

- L'inseminazione (inserimento dello sperma nell'utero) avviene solitamente entro 24-36 ore dal rilevamento dell'LH (nel sangue o nelle urine) o dopo l'iniezione di hCG.

Passo 2:Preparazione del campione di sperma

- Il tuo partner fornisce un campione di sperma fresco il giorno della procedura IUI. In alcuni casi, il tuo partner può fornire il campione prima e il tuo medico può congelare fino al momento dell'utilizzo. Se stai utilizzando un donatore di sperma, il campione verrà scongelato e preparato.

- Lo sperma viene preparato per l'inseminazione attraverso un processo chiamato "lavaggio dello sperma" che estrae una quantità concentrata di sperma sano. Se usi lo sperma di un donatore, la banca del seme di solito invia lo sperma già lavato.

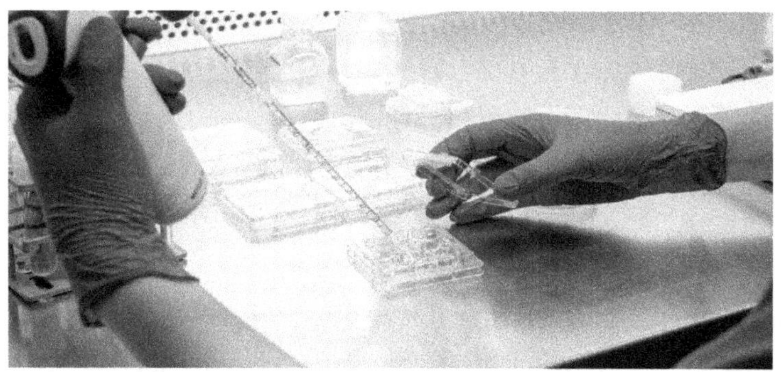

Passaggio 3:Inseminazione

- La procedura di inseminazione è semplice e richiede solo pochi minuti. Ti sdraierai nel lettino degli esami. Il tuo medico inserirà uno speculum nella tua vagina, simile a ciò che accade durante un Pap test. Successivamente, un catetere viene inserito attraverso la cervice dell'utero. Infine, il tuo medico inietta il campione di sperma lavato nel tuo utero.

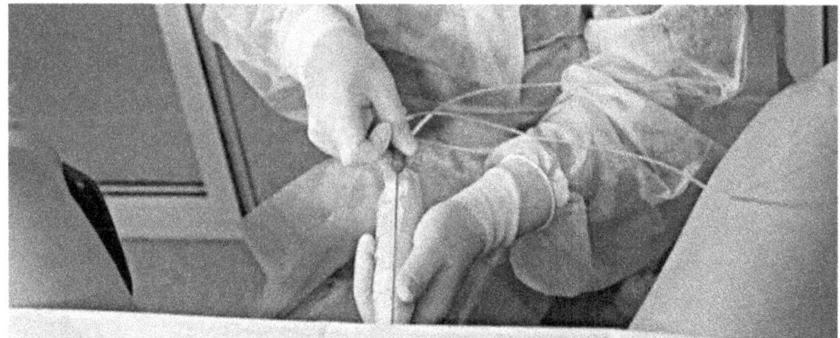

- Potrebbe esserti chiesto di sdraiarti per 10-30 minuti dopo l'inseminazione. La gravidanza avviene se lo sperma feconda un ovulo e l'ovulo fecondato si impianta nel rivestimento dell'utero.

- Potrebbe esserti somministrato progesterone dopo la IUI. Il progesterone aiuta a mantenere il rivestimento dell'utero e può aumentare le possibilità di impianto.

- Puoi prendere un test di gravidanza circa due settimane dopo la IUI.

Si prega di consultare il proprio medico per ottenere la migliore comprensione del processo IUI e cosa aspettarsi.

Passaggio 4:Monitoraggio

Durante tutto il ciclo di trattamento, i progressi della donna vengono attentamente monitorati attraverso ecografie transvaginali e valutazioni dei livelli ormonali. La dimensione e il numero di follicoli maturi determinati mediante ecografia transvaginale aiutano a determinare i tempi della procedura di inseminazione.

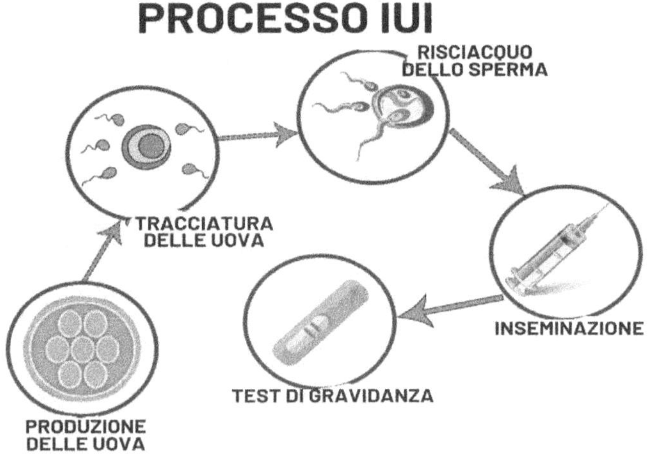

Sezione 5

I vantaggi e svantaggi della IUI rispetto ad altri trattamenti per la fertilità

La IUI migliora significativamente le possibilità di

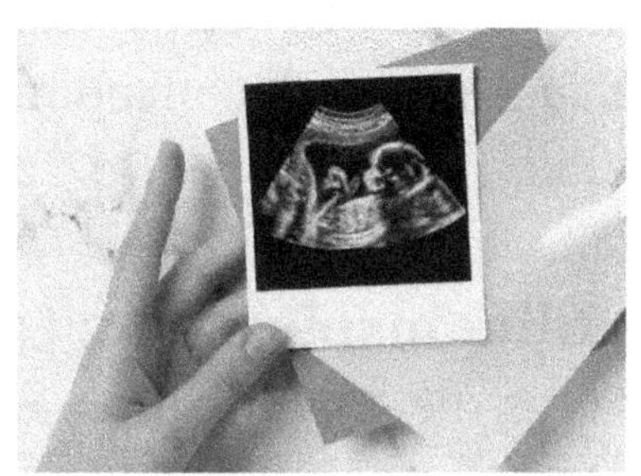

gravidanza aggirando i potenziali ostacoli che gli spermatozoi potrebbero incontrare nel loro viaggio verso l'ovulo. Inserendo lo sperma direttamente nell'utero, la procedura migliora la concentrazione e la vicinanza dello sperma all'ovulo, ottimizzando le possibilità di fecondazione. Inoltre, la tempistica della procedura garantisce che lo sperma sia presente nelle tube di Falloppio durante l'ovulazione quando l'ovulo viene rilasciato, aumentando ulteriormente la probabilità di concepimento.

Vantaggi della IUI

- **Meno invasivo:** La IUI è una procedura minimamente invasiva, senza intervento chirurgico o anestesia.

- **Conveniente:** Rispetto ai trattamenti di fertilità più complessi come la fecondazione in vitro, la IUI è generalmente più conveniente.
- **Meno effetti collaterali:** La IUI ha meno effetti collaterali e tempi di recupero più brevi rispetto alla fecondazione in vitro.
- **Processo di concepimento naturale:** La IUI si basa ancora su processi di concepimento naturale, rendendolo un intervento meno drastico.
- **Adatto per infertilità inspiegabile:** La IUI è un'opzione ragionevole quando non esiste alcuna identificazione di una causa specifica di infertilità.

Svantaggi della IUI

- Tassi di successo più bassi:Rispetto alla fecondazione in vitro, la IUI ha tassi di successo per ciclo leggermente inferiori.
- Efficacia limitata nell'infertilità maschile grave: Nei casi di grave infertilità maschile, la fecondazione in vitro può essere più appropriata.
- Rischio di nascite multiple:IUI aumenta il rischio di gravidanze multiple, che può comportare gravidanze e parti più complessi.

Sezione 6

Come aumentare la percentuale di successo del trattamento IUI

Le percentuali di successo della IUI possono variare a seconda di fattori quali l'età della donna, la causa dell'infertilità e il numero di cicli tentati. In media, il tasso di successo per ciclo può variare dal 5% al 15%, con tassi di successo più elevati per le coppie con problemi di fertilità specifici. Ricorda, questo numero può essere superiore o inferiore a seconda di vari fattori, come ad esempio:

- **Età:** Le donne più giovani hanno generalmente percentuali di successo più elevate con la IUI rispetto alle donne anziane, poiché la riserva ovarica e la qualità degli ovuli diminuiscono con l'età. Potrebbero richiedere meno cicli per ottenere una gravidanza rispetto alle donne anziane. Oltre al motivo dell'infertilità, l'età è il fattore più importante nel determinare il successo della IUI. La maggior parte degli operatori sanitari consiglierà la IUI prima dei 40 anni per aumentare le possibilità di rimanere incinta. Man mano che una persona invecchia, produce meno ovociti e la sua qualità diminuisce. Il tasso di gravidanza per la IUI per età è:

  - Età da 20 a 30 anni: 17,6%

- Età da 31 a 35: 13,3%
- Età da 36 a 38: 13,4%
- Età da 39 a 40: 10,6%
- Over 40: 5,4%

- **Diagnosi della fertilità:** La causa sottostante dell'infertilità può influire sul successo della IUI. Se la causa è curabile con la IUI, la probabilità di successo aumenta.

- **Qualità dello sperma:** La qualità dello sperma utilizzato nella procedura IVI, compresi il conteggio degli spermatozoi e la motilità, può influenzare le possibilità di successo della fecondazione.

Fattori che possono influenzare la durata del trattamento

Diversi fattori possono influenzare la durata di un trattamento IUI, come ad esempio:

- **Età della donna:** Le donne più giovani in genere rispondono meglio ai farmaci per la fertilità.

- **Causa di infertilità:** La causa sottostante dell'infertilità può influenzare il successo e la durata del trattamento IUI. Se la causa è facilmente curabile, il trattamento può essere più breve.

- **Risposta all'ovulazione:** La risposta della donna ai farmaci stimolanti l'ovulazione può variare. Alcuni potrebbero richiedere aggiustamenti dei dosaggi dei farmaci o un monitoraggio aggiuntivo, che può estendere la tempistica del trattamento.
- **Il numero di cicli IUI tentati:** Il successo con IUI può richiedere più cicli. Se i tentativi precedenti non hanno avuto successo, il medico può raccomandare ulteriori cicli.

Come ridurre al minimo i rischi durante la procedura

Per ridurre al minimo i rischi associati alla IUI, è essenziale seguire alcune precauzioni:

- **Guida medica esperta:** chiedere il trattamento a uno specialista della fertilità qualificato con esperienza nelle procedure IUI.
- **Monitoraggio:** il monitoraggio regolare durante il ciclo di trattamento IUI aiuta a identificare precocemente eventuali complicazioni.
- **Dosaggio ormonale:** la regolazione precisa dei dosaggi dei farmaci ormonali aiuta a ridurre il rischio di OHSS.

- **Analisi dello sperma:** una valutazione approfondita del campione di sperma garantisce l'utilizzo dello sperma più sano e più mobile.

Cosa fare se la IUI non ha successo?

Se un ciclo IUI non dà luogo a una gravidanza, sono disponibili diverse opzioni da prendere in considerazione:

Rivalutazione del piano di trattamento: lo specialista della fertilità può rivedere il piano di trattamento e apportare modifiche in base alla risposta dell'individuo al ciclo precedente.

Considerare cicli aggiuntivi: a seconda della diagnosi di fertilità e di altri fattori, il medico può discutere la decisione di tentare ulteriori cicli IUI o prendere in considerazione trattamenti alternativi, come la fecondazione in vitro.

Cercare supporto: affrontare un ciclo IUI fallito può essere emotivamente impegnativo. Cercare il sostegno di un consulente o di un gruppo di supporto può fornire una guida preziosa durante questo periodo.

TI fattori di rischio della IUI dopo il trattamento

Sebbene la IUI sia generalmente considerata sicura, esistono alcuni potenziali rischi e complicazioni:

- **Rischio di gravidanze multiple:** La IUI può provocare gravidanze multiple(ad esempio, gemelli o terzine), che possono comportare rischi maggiori sia per la madre che per i bambini.

- **Sindrome da iperstimolazione ovarica (OHSS):** In alcuni casi, i farmaci stimolanti l'ovulazione possono portare a OHSS,una condizione in cui le ovaie diventano gonfie e dolorose.

- **Infezione**: Esiste un leggero rischio di infezione durante o dopo la procedura.

- **Avvistamento:** La procedura può causare una piccola quantità di sanguinamento vaginale.

Quali sono gli effetti collaterali più comuni riscontrati con la IUI?

Sebbene LUI sia generalmente una procedura ben tollerata, alcune donne potrebbero manifestare lievi effetti collaterali. Gli effetti collaterali comuni includono:

- **Crampi lievi:** alcune donne potrebbero avvertire lievi crampi durante o dopo la procedura IUI. Questo disagio è in genere di breve durata.

- **Spotting o leggero sanguinamento:** Dopo la procedura possono verificarsi leggere macchie o sanguinamento vaginale, ma dovrebbe risolversi velocemente.

- **Cambiamenti emotivi:** i cambiamenti ormonali e l'anticipazione della procedura possono portare a fluttuazioni emotive, come sentirsi ansiosi, eccitati o addirittura delusi.

È necessario riposare e idratarsi dopo la procedura per alleviare il disagio. Inoltre, se avvertono dolore e disagio, il medico può prescrivere antidolorifici da banco. Infine, se i sintomi persistono, è necessario consultare il medico.

Sezione 7
Recupero e prospettive
Quanto è efficace la IUI per rimanere incinta

La IUI può essere molto efficace, soprattutto quando vengono utilizzati farmaci per la fertilità. Il tasso di gravidanza per IUI quando vengono utilizzati farmaci per la fertilità può raggiungere il 20%. L'efficacia della IUI dipende principalmente dalla causa sottostante dell'infertilità e dall'età del genitore naturale. Il tasso di fertilità della IUI è più o meno lo stesso di un concepimento normale (circa il 20%), il che significa che la IUI aiuta a portare le possibilità delle persone a un tasso di successo più tipico.

Quanto tempo ci vuole per sapere se sei incinta dopo la IUI?

Saprai se sei incinta circa due settimane dopo la IUI. Ci vuole più o meno lo stesso tempo perché la gonadotropina corionica umana (hCG) venga rilevata nel sangue o nelle urine. Il tuo medico ti farà sapere se devi tornare per un esame del sangue per rilevare la gravidanza o se puoi utilizzare un test delle urine a domicilio.

Quanti cicli di IUI provi prima della fecondazione in vitro?

La maggior parte degli operatori sanitari consiglia tre cicli di IUI prima di intraprendere un altro trattamento riproduttivo, come la fecondazione in vitro. Se hai più di 40 anni, alcuni operatori sanitari consigliano solo un ciclo di IUI prima di passare alla fecondazione in vitro. Questo perché i tassi di successo della fecondazione in vitro sono più elevati per quella fascia di età e il trattamento tempestivo è importante.

In alcuni casi, passare direttamente al trattamento di fecondazione in vitro e saltare la IUI potrebbe essere meglio per te. Questo è il caso se soffri di una condizione come l'endometriosi, un danno alle tube di Falloppio o'età materna avanzata.

Se non sei rimasta incinta dopo tre cicli di IUI, il tuo medico discuterà con te i passaggi successivi.

Sesso dopo la IUI

Sì, puoi fare sesso prima e dopo la IUI. Stai aumentando le tue possibilità di rimanere incinta facendo sesso il giorno della IUI o il giorno successivo.

Quando chiamare il medico

Se stai assumendo farmaci per la fertilità per la IUI, dovresti contattare il tuo medico se si verifica una delle seguenti condizioni:

- Forte dolore pelvico o addominale.
- Nausea e vomito.
- Fiato corto.
- Aumento di peso improvviso.
- Vertigini o stordimento.

Se hai difficoltà a concepire, parla con il tuo medico. Molte persone lottano con l'infertilità e ci sono opzioni per aiutarti. LUI potrebbe essere una di quelle opzioni. Il tuo medico lavorerà con te per determinare il giusto trattamento per la fertilità per aiutarti a ottenere una gravidanza di successo.

Domande frequenti sulla IUI (inseminazione intrauterina)

Le persone con diabete possono sottoporsi alla IUI?

SÌ. Individui con diabete È possibile sottoporsi a IUI, ma un attento monitoraggio e gestione dei livelli di zucchero nel sangue sono essenziali per garantire una procedura sana e di successogravidanza.

Si può fare la IUI se qualcuno ha problemi ai reni?

SÌ. La IUI può essere presa in considerazione per le persone con problemi renali, ma uno stretto controllo medico è fondamentale per gestire eventuali complicazioni e garantire una sicurezzagravidanza.

Le ossa deboli possono influenzare gli esiti della IUI?

Anche se la salute delle ossa in sé potrebbe non influenzare direttamente gli esiti della IUI, il mantenimento di una buona salute generale, inclusa la salute delle ossa, è importante per il successogravidanza. Un'adeguata assunzione di calcio e vitamina D può supportare sia la fertilità che la gravidanza.

In che modo la salute del fegato influisce sul successo della IUI?

La salute del fegato può avere un impatto indiretto sul successo della IUI influenzando il benessere generale. Gli individui con patologie epatiche dovrebbero consultare il proprio medico prima di sottoporsi a IUI per garantire una salute ottimale.

La IUI è sicura per le persone con patologie cardiache?

La IUI può essere sicura per le persone con condizioni cardiache stabili, ma si consiglia una valutazione approfondita da parte di un cardiologo per valutare i rischi e garantire che la procedura possa essere eseguita in sicurezza senza sovraccaricare ulteriormente il cuore.

La IUI è sicura per le persone con colesterolo alto?

SÌ. La IUI è generalmente sicura per le persone con colesterolo alto. Tuttavia, è importante gestire i livelli di colesterolo attraverso una dieta e farmaci adeguati per ridurre qualsiasi potenziale impatto sulla fertilitàgravidanza.